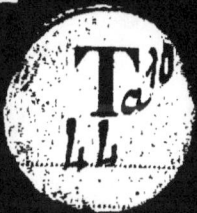

PETIT TRAITÉ

D'ANATOMIE

ÉLÉMENTAIRE

A l'usage des Artistes, Écoles, Lycées, etc.

PAR

P. G. MONCINY

Ex-Élève (médaillé) de l'École des Arts décoratifs
Professeur de Dessin
Membre de l'Association philotechnique.

— ⚬⚬⚬ —

PARIS

IMPRIMERIE GRANDREMY ET HENON

28, QUAI DE LA RAPÉE, 28.

—

ÉDITION
1882

PETIT TRAITÉ

D'ANATOMIE

ÉLÉMENTAIRE

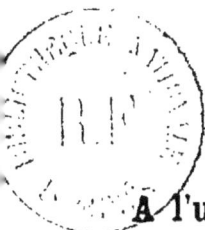

A l'usage des Artistes, Écoles, Lycées, etc.

PAR

P. G. MONCINY

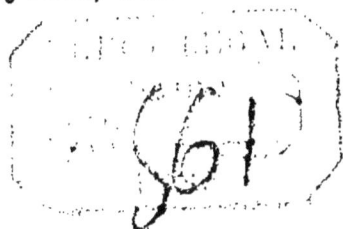

Ex-Élève (médaillé) de l'École des Arts décoratifs
Professeur de Dessin
Membre de l'Association philotechnique.

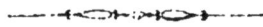

———— ‹◦›‹◦›‹◦›‹◦› ————

PARIS
IMPRIMERIE GRANDREMY ET HENON
28, QUAI DE LA RAPÉE, 28.

———

ÉDITION
1882

ANATOMIE ÉLÉMENTAIRE

L'Anatomie est la science de la forme et de la structure des corps organisés.

Les sciences qui se rangent sous ce titre général « **d'Anatomie** » comprennent autant de divisions qu'il y a de points de vue différents sous lesquels on peut considérer ces corps organisés, et surtout l'homme, dont nous nous occuperons exclusivement.

Quand on considère le corps humain d'après les caractères généraux de forme, de taille, de grosseur, de sexe, de race ; cette étude, au moins aussi indispensable à l'artiste peintre qu'au médecin, prend le nom d'Anatomie de forme.

L'Anatomie se divise en cinq branches principales : 1o l'anatomie de la forme ; 2o des régions ; 3o descriptive ; 4o générale ; et 5o du développement ou de l'embryon (1).

Anatomie descriptive et Embryologie.

1o *Ostéologie*, os ;

2o *Arthrologie*, articulations ;

3o *Myologie*, muscles et aponévroses ;

(1) Naissance.

4° *Angéiologie*, cœur, artères, veines ;

5° *Névrologie*, centre nerveux, nerfs ;

6° *Splanchnologie*, organes de la respiration ;

7° *Organe des sens*, vue, goût, etc. ;

8° *Embryologie*, développement pendant diverses périodes de la vie.

Dans l'étude des formes extérieures, les organes les plus essentiels à connaître pour les arts, sont :

1° Les os ;

2° Les muscles.

OSTÉOLOGIE OU DES OS

Les os sont les parties les plus dures du corps humain, ils en constituent la charpente par leur assemblage. La hauteur, la forme générale, l'attitude du corps sont déterminées par cette charpente osseuse ou le squelette, qui est l'élément le moins variable pour la construction d'une figure.

Les os sont unis entre eux par des liens flexibles, appelés ligaments, et sont mis en mouvement par les muscles.

Le squelette humain atteint son entier développement de 25 à 30 ans, il se compose de 203 os. Son poids est chez l'homme de 4,800 à 6,400 grammes ; chez la femme de 3,200 à 4,800 grammes.

Le système osseux de l'homme se décompose ainsi :

A la Tête.

1° L'os *frontal*, front ;

2° Les *deux pariétaux*, côtés du crâne ;

3° Les *deux temporaux*, tempes, organes de l'audition ;

4° L'*occipital*, derrière de la tête ;

5° Les *deux maxillaires supérieurs*, mâchoire ;

6° Les *deux os malaires* (joue) ;

7° Les *deux os propres du nez* ;

8° Les *cartilages* du nez ;

9° Le *maxillaire inférieur*, mâchoire.

Au Tronc.

1° L'*os hyoïde* ;

2° L'*atlas*, intersection du cou
3° L'*axis*, } vertèbres cervicales ;
4° Les 5 autres,

5° Les 12 *vertèbres dorsales*, dos ;

6° Les 5 *vertèbres lombaires*, partie inférieure du dos ;

7° Le *sacrum*, terminé par le *coccyx*, bassin ;

8° Les 2 *os coxaux*, ou *os iliaques*, hanches ;

9° Les 24 *côtes*, 12 de chaque côté ;

10° Les *cartilages des côtes*, extrémités ;

11 Le *sternum*, os du milieu de la poitrine ;

12° Les 2 *clavicules*, épaules ;

13° Les 2 *omoplates*.

Le *thorax* ou *poitrine* est chez l'homme la partie du tronc qui renferme les poumons, le cœur, les artères et l'œsophage. La partie supérieure du thorax constituée par la clavicule en avant, et l'omoplate en arrière, forme une demi-ceinture dont l'ensemble constitue l'épaule. Elle tient au sternum par des ligaments, et se trouve reliée à l'épaule opposée par le ligament interclaviculaire. Elle est libre en arrière, l'omoplate s'appliquant sans adhérence sur la partie postérieure du thorax.

Membre supérieur.

1° L'*humérus*, os du bras depuis l'épaule jusqu'au coude ;

2° Le *cubitus*, os le plus gros de l'avant-bras ;

3° Le *radius*, os le plus petit de l'avant-bras ;

4° Le *carpe*, ou poignet composé de 8 os.

5o Le *métacarpe* ou la paume de la main, composé de 5 os, le premier à partir du pouce ;

6o Les *5 premières phalanges des doigts;*

7o Les *4 secondes phalanges des doigts*, le pouce n'en a pas ;

8o Les **4** *troisièmes phalanges*, ou le bout des doigts.

Membre inférieur.

1o Le *fémur*, os de la cuisse, le plus gros ;

2o La *rotule*, os placé en avant du genou ;

3o Le *tibia*, os le plus gros de la jambe ;

4o Le *péroné*, os le plus petit de la jambe ;

5o Le *tarse*, ou cou-de-pied, composé de 7 os ;

6o Le *métatarse*, composé de 5 os à partir du pouce ;

7o Les 5 *orteils*. Nous ferons remarquer que, comme la main, les 5 orteils ont 2 phalanges au premier orteil, et 3 phalanges à chacun des autres, mais plus petites.

MYOLOGIE OU MUSCLES

Les muscles sont les organes essentiels et actifs du mouvement ; leurs masses charnues dessinent les

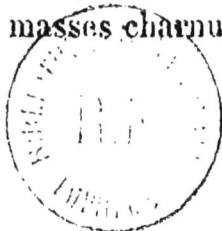

formes extérieures du corps, et font mouvoir les différentes parties du squelette.

Les muscles se composent de deux éléments bien distincts : la fibre charnue et la fibre tendineuse.

La fibre charnue, ou la chair proprement dite, est rouge, facile à déchirer et jouit d'une propriété caractéristique, *la contractilité*.

La fibre tendineuse ou aponévrotique, est blanche, résistante, quoique flexible ; elle se fixe à l'os et agit passivement à la manière d'une corde.

L'on appelle *aponévrose* une membrane qui forme l'extrémité des muscles et qui les enveloppe.

Lorsqu'un mouvement s'exécute, les fibres charnues se contractent, c'est-à-dire se raccourcissent et augmentent de volume ; elles impriment alors aux muscles une forme accentuée, énergique et transmettent l'impulsion aux tendons et aux aponévroses, qui, à leur tour, entraînent l'os, agent passif du mouvement. D'après leur forme et la place qu'ils occupent, les muscles sont fléchisseurs, extenseurs, adducteurs, abducteurs ou rotateurs, selon qu'ils fléchissent, étendent, portent en dedans, en dehors ou tournent les différentes parties du squelette, qui sont de véritables leviers mis en mouvement par les muscles agissant comme puissance.

NOMS, ATTACHES ET FONCTIONS DES MUSCLES

Muscles de la Tête.

Le *frontal* est en avant, il est réuni à :

L'*occipital*, en arrière, par l'aponévrose épicranienne ;

L'*orbiculaire*, muscle des paupières ;

Le *pyramidal* ;

Le *triangulaire* du nez ;

Les *élévateurs* propre et commun de l'aile du nez et de la lèvre supérieure ;

Le *petit* et le *grand zygomatique*, muscles des pommettes de la face ;

L'*obiculaire*, des lèvres ;

Le *triangulaire* et le *carré* du menton ;

Le *masséter*, muscle de la joue ;

Le *temporal*, muscle des tempes. Ces deux derniers se contractent énergiquement dans la mastication. et concourent aussi à l'expression faciale.

Muscles du Tronc.

Le *sterno-cleido-mastoïdien*, muscle du devant de la poitrine ;

Muscles de la région sous-hyoïdienne, situés entre le bas de la langue et le larynx ;

Le *grand pectoral* s'attache à la clavicule et au sternum ;

Le *grand oblique* se fixe à la crête iliaque (flancs);

La *ligne blanche*, qui comprime les intestins, abaisse la poitrine et tourne le thorax ;

Le *grand droit de l'abdomen*, se fixe au pubis.

Le *pyramidal*, tenseur de la ligne blanche ;

Le *grand dentelé* s'attachant aux 9 premières côtes ;

Le *trapèze* qui s'attache au dos et aux muscles du cou ;

Le *grand dorsal*, (partie inférieure du dos);

Le *grand rond* s'attache au bord axillaire de l'omoplate ;

Le *rhomboïde* élève l'omoplate et la porte en dedans ;

Le *sacro-lombaire* et le *long dorsal* ou *sacro-spinal*, muscles des reins et côtes, terminent l'épine dorsale.

Muscles du Membre supérieur.

Le *deltoïde*, muscle en triangle de l'épaule;

Le *sous-épineux* et le *petit rond* se fixent à l'omoplate et à la tête de l'humérus ;

Le *biceps huméral* s'accentue dans la flexion de l'avant-bras ;

Le *caraco-brachial* porte le bras en avant et en dedans ;

Le *brachial antérieur* s'attache à l'humérus et au cubitus ;

Le *triceps brachial* termine l'os du coude ;

Le *rond pronateur*, le *grand palmaire*, fléchisseurs de la main sur l'avant-bras ;

Le *palmaire grêle*, le *cubital antérieur;*

Le *long fléchisseur superficiel* des doigts ;

Le *long fléchisseur* du pouce ;

Le *long supinateur*, le *premier radial externe* (partie de la main entre les doigts et le poignet) ;

Le *second radial* de l'humérus au 3e métacarpien ;

L'*extenseur commun* des doigts, l'*extenseur* du petit doigt, le *cubital postérieur;*

L'*anconé* (muscle du coude). Le *long abducteur* du pouce ; son *court extenseur;* son *long extenseur;*

Le *ligament annulaire du carpe*, (ou poignet) ;

L'*éminence thénar*, (saillie de la paume de la main ;

L'*éminence hypothénar*, muscle du petit doigt.

Muscles du Membre inférieur.

Le *couturier*, muscle de la jambe ;

Le *droit antérieur* s'attache au tendon rotulien ;

Le *vaste externe* et *interne* (cuisse et tibia) ;

Le *droit interne*, le *pectiné* (du bassin au fémur) ;

Le *grand fessier*, le *moyen fessier* ;

Le muscle *facia-lata*, extenseur de la jambe ;

Le *biceps fémoral* (bassin où s'emboîte le fémur);

Le *demi-tendineux*, le *demi-membraneux* ;

Le *jambier* se fixe au tibia et au cou-de-pied ;

L'*extenseur propre* du gros orteil; le *long extenseur commun* des orteils ;

Le *péroné antérieur*, le *long péroné*, le *court péroné latéral*, (muscles dessus et dessous du pied);

Les *jumeaux* (mollet), s'attachent à l'os du talon ;

Le *soléaire*, au tibia. Le *plantaire grêle* (plante du
pied). Le *long fléchisseur commun* des orteils;

Le *pédieux* (placé sur le pied) a 4 tendons obliques;

L'*adducteur* du gros orteil et l'*abducteur* du petit
orteil. Les muscles de la plante du pied sont dissimu-
lés par l'aponévrose plantaire et la graisse.

PROPORTIONS DU CORPS HUMAIN

La hauteur totale du corps de l'homme du sommet
de la tête à la plante des pieds, est de 8 fois la hauteur de la tête, ainsi :

Du sommet de la tête au bas du menton, 1 tête :

Du menton aux mamelons, 1 tête ;

Des mamelons au nombril, 1 tête ;

Du nombril aux parties génitales, 1 tête ;

Des parties génitales au milieu de la cuisse, 1 tête ;

De ce point au-dessous de la rotule, 1 tête ;

Du dessous de la rotule au milieu de la jambe, 1 tête,

Et de ce point au sol, 1 tête.

Nota : Toutefois on rencontre fréquemment des modèles n'ayant que 7 têtes 1/2, et même que 7 têtes de hauteur.

La tête se divise en qautre parties égales, savoir :

1º Du sommet à ia racine des cheveux ;

2º De ce point au sommet du nez ;

3º Du sommet du nez à sa base ;

4º De ce point au bas du menton.

La tête à 3 parties de largeur et 4 d'épaisseur.

Le cou a 1 partie 1/2 de hauteur et 2 d'épaisseur ;

Le tronc a 2 têtes, 2 parties 1/2 jusqu'aux parties génitales, y compris le cou (3 têtes). En largeur d'une épaule à l'autre (2 têtes). 6 parties au niveau des aisselles ; 6 parties aux hanches.

Le membre supérieur a 3 têtes et 1 partie de longueur, savoir : le bras environ, 6 parties ; l'avant-bras un peu moins de 4 parties ou 1 tête ; la main 3 parties ou la longueur de la face.

Les deux bras étendus sur une ligne horizontale, mesurent la hauteur totale du corps.

La cuisse a 2 têtes et 1 partie, 3 parties de largeur vers son milieu ; de profil, elle a un peu plus.

Le genou a 2 parties de largeur et autant en épaisseur.

Le pied a la moitié de la longueur de la jambe, prise du sol au milieu de la rotule.

Le tronc est un peu plus long que la cuisse ou que la jambe qui ont une longueur égale.

Vous trouverez ci-après un tableau donnant les proportions de l'homme suivant les règles de l'art, se basant d'après les statues de l'antique, et sur la nature. Par ce tableau, et avec les divisions préparées d'avance, l'on peut dessiner une académie d'une exactitude presque irréprochable et dans le goût du beau.

TABLEAU indiquant les proportions de l'homme suivant les règles de l'art et d'après l'antique.

	Tête			5 parties de largeur & 4 d'épaisseur
	Cou			2 d'épaisseur
Membre Supérieur	Tronc		Bras	Tronc — 2 Têtes de largeur
			Avant bras	
	Cuisse		Main	Cuisse — 3 parties de largeur
Membre Inférieur	Genou			2 le largeur 2 d'épaisseur
	Jambe			Jambe — le Pied à 3 parties de longueur

HAUTEUR TOTALE DE L'HOMME : 8 TÊTES

Centre de Gravité.

Le centre de gravité du corps humain se trouve situé entre les épaules et le bassin : la ligne de gravité est la perpendiculaire qui passe par ce centre pour atteindre le sol. Dans la station debout, la ligne de gravité aboutit toujours à la base de sustentation, c'est-à-dire, à l'espace couvert et intercepté par les pieds. Si la ligne de gravité sort de cette base, l'équilibre est rompu.

L'équilibre est plus stable dans le sens de l'écartement des pieds par l'augmentation de la base de sustentation et l'abaissement du centre de gravité.

Pour terminer ce petit traité nous parlerons en peu de mots de la femme. Les contours du corps sont peu difficiles à dessiner, la seule difficulté c'est de rendre ces contours avec toute la grâce que la nature a donnée à la compagne de l'homme. La femme, qui, dans sa hauteur totale, est d'un dixième moins grande que l'homme, a le tronc relativement plus long, les membres inférieurs plus courts. D'une épaule à l'autre il y a 6 parties seulement, 5 parties au niveau de la ceinture, et 7 parties au niveau des hanches.

Nous avons pris pour base de suivre les règles données par Jean Cousin, le plus généralement suivi dans nos écoles.

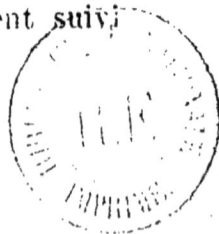